Herzlichen Dank!

Der Reinerlös aus dem Verkauf der Fibel geht an die wunder-Stiftung.

Hier erfahren Sie mehr: www.wunder-Stiftung.de

armin wunder

Der Arzt als Überbringer einer schlechten Nachricht

Worte wirken Wunder

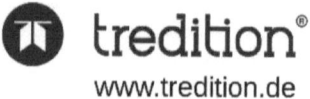

1. Auflage 2021
2. Auflage 2023

© 2023 armin wunder
Umschlag, Illustration: Tredition

Verlag & Druck: tredition GmbH, Halenreie 40-44, 22359 Hamburg

ISBN
Paperback   978-3-347-26285-0
Hardcover   978-3-347-26286-7
e-Book   978-3-347-26287-4

In diesem Ratgeber wird aus Gründen der besseren Lesbarkeit das generische Maskulinum verwendet. Weibliche und anderweitige Geschlechteridentitäten werden dabei ausdrücklich mitgemeint, soweit es für die Aussage erforderlich ist.

Inhaltsverzeichnis

Worte oder Schweigen

In vielen Seminaren zum Thema „Überbringen schlechter Nachrichten" habe ich erlebt, dass Mediziner das Schweigen nur sehr schwer aushalten können.

Ärzte sind es gewohnt, zu liefern. Insbesondere bei Fragen, die sie nicht beantworten können, wie die Frage nach der Lebenserwartung, liefern sie und treffen Aussagen zu Statistiken und Prognosen.

So kaschieren sie die eigene Hilflosigkeit angesichts eines Patienten, der lebensbedrohlich erkrankt ist.

Aber will dieser Mensch in diesem Augenblick wirklich hören, wie lange diese oder jene Therapie sein Leben statistisch verlängern kann?

Wäre es nicht fruchtbarer und ehrlicher, in dieser Situation ein Schweigen auszuhalten?

Den nun gewählten Untertitel verdanke ich einer Anregung meiner Kollegin Ann-Catrin Werner.

Das erste Mal

„Ihr Tumor ist nicht gutartig". Mit diesen Worten eröffnete ich zum ersten Mal einem Patienten, dass er an Krebs erkrankt sei.

„Nicht gutartig?" „Nein, nicht gutartig". Ich fühlte mich hilflos, der Patient spürte es.

Nach Minuten des Schweigens seine Frage: „Herr Doktor, habe ich Krebs?". „Ja…", zögernd meine knappe Antwort. Seine Replik: „Dann sagen Sie es doch gleich!".

Das Überbringen einer schlechten Nachricht stellt für viele Ärzte eine belastende Situation dar. Oft werden sie nicht ausreichend auf diese Situation vorbereitet und selten besteht Gelegenheit, das Gelernte anzuwenden.

Es begann ...

mit einer E-Mail, in der mein Kollege Maximilian Philipp,
mit dem ich gemeinsam am Institut für Allgemeinmedizin der Goethe-Universität in Frankfurt am Main ein Seminar zum „Überbringen schlechter Nachrichten" für Studierende der Humanmedizin durchführen durfte, mich fragte, mit welcher Literatur ich mich auf dieses Seminar vorbereitet hätte.

Literatur? Gelesen? Ich? Da musste ich passen und sagte scherzhaft: „Mir ist keine Fibel bekannt, in der kompakt diese Thematik in einem mir angenehmen Rahmen behandelt wird - ich sollte wohl selbst eine schreiben."

So ist diese Fibel entstanden.

Das oben genannte Seminar, welches von meiner Kollegin Lia Pauscher im Rahmen ihrer Promotion konzipiert wurde und in dem unter anderem das SPIKES-Protokoll[1] vermittelt wird, ist also die Grundlage für diese Schrift.

Diese Fibel soll dabei helfen, Kommunikation in schwierigen Situationen zu erleichtern und bietet Unterstützung bei der Vorbereitung und Durchführung eines solchen Gespräches.

Jedes Gespräch zum Überbringen einer schlechten Nachricht verläuft anders. Diese Fibel gibt eine Grundstruktur, die Variationen und individuelles Handeln zulässt und zugleich den roten Faden der Gesprächsführung bewahrt.

---

[1] Baile WF, Buckman R, Lenzi R, Glober G, Beale EA, Kudelka AP. SPIKES-A six-step protocol for delivering bad news: application to the patient with cancer. *Oncologist.* 2000;5(4):302-311.

Vorbereitungen und Rahmenbedingungen

Im Vorfeld vieler Untersuchungen, beispielsweise bei Probenentnahmen im Rahmen einer Gastroskopie, Koloskopie oder einer Punktion, werden die Patienten unter anderem über mögliche Risiken und Nebenwirkungen aufgeklärt.

Nutzen Sie diese Gelegenheit, um mit dem Patienten einen Termin für die Besprechung der Ergebnisse zu vereinbaren. Klären Sie bereits <u>vor</u> der Untersuchung bzw. dem eigentlichen Eingriff, ob der Patient zu der Befundbesprechung eine Begleitperson mitbringen möchte.

Wenn Sie einem Patienten nach Eingang des Befundes sagen, Sie würden diesen gerne mit ihm besprechen und gleichzeitig fragen, ob er eine Begleitperson dabeihaben möchte, wird dies sofort als Ankündigung eines malignen Geschehens verstanden.

Bereiten Sie sich in Ruhe auf das bevorstehende Gespräch vor.

Hierzu dient es, im Vorfeld sowohl fachliche Informationen zu der Erkrankung des Patienten, als auch, soweit möglich, persönliche Informationen, einzuholen, für die bei einer Visite oder einer Konsultation keine Zeit bleibt.

Oft haben Mitarbeiter aus der Pflege bzw. Medizinische Fachangestellte Informationen über Patienten. Nutzen Sie dieses Wissen für Ihre Vorbereitung!

Bedenken Sie dabei auch schon im Vorfeld: Detailinformationen zu der vorliegenden Erkrankung (z. B. Therapieoptionen) spielen im ersten Gespräch oft eine untergeordnete Rolle, da die Patienten nach der Diagnosemitteilung häufig nicht in der Lage sind, neben dieser Botschaft noch weitere Informationen aufzunehmen.

Aus Untersuchungen zur Kommunikation ist bekannt, dass Körperhaltung 55%, die Stimme 38% und der Inhalt der Botschaft nur 7 % der Wirkung auf die Zuhörer ausmachen. Deshalb sollten Sie den ersten beiden Faktoren besondere Aufmerksamkeit schenken.

Fühlen Sie sich nicht wohl, ist es unter Umständen sinnvoll, ein Gespräch neu terminieren.

Probieren Sie die Ihnen angenehme Position in dem betreffenden Raum aus. Wie bei allen schwierigen Gesprächen empfiehlt es sich, mit beiden Füßen den Boden gleichzeitig zu berühren.

Ein gutes Gespräch gelingt umso besser, wenn sich alle Beteiligten in dem Raum, in dem es geführt wird, wohlfühlen. Die Gestaltung des Raumes und der Sitzpositionen ist deshalb ein wichtiges Element der Vorbereitung.

Gestaltungsmöglichkeiten finden sich eher im ambulanten als im stationären Bereich. In einer Praxis steht in der Regel „das eigene" Konsultationszimmer zur Verfügung.

In der Klinik ist dies häufig nicht gewährleistet. Klären Sie im Vorfeld, ob es auf der Station oder der Intensivstation einen Bereich gibt, in dem ein Gespräch ungestört geführt werden kann.

Unter Umständen lässt sich ein Arztzimmer oder ein kleiner Besprechungsraum für dieses Gespräch nutzen.

> Die Auswahl der Räumlichkeit ist Ausdruck Ihrer eigenen Wertschätzung und der Ihres Gesprächspartners.

Beachten Sie folgende Fragen:

- Benötige ich in diesem Gespräch einen „schützenden Arztkittel"?

- Wie möchte ich sitzen?

- Möchte der Patient mich unter Umständen an seiner Seite haben?

- Hilft mir in diesem Gespräch ein trennender Tisch?

- Ist mir die Raumtemperatur, die Beleuchtung, die Belüftung etc. angenehm?

- Ist mein Schreibtisch, ist das Zimmer so aufgeräumt, dass ich gerne Menschen empfangen möchte?

  [Zielt das Gespräch auf die Mitteilung einer Krebserkrankung, sollte auf dem Schreibtisch weder ein Buch zur Sterbebegleitung noch eine Bibel liegen...]

- Ist der Patient in der Lage, dem Gespräch zu folgen?

- Bestehen eventuell Einschränkungen der Aufnahmefähigkeit durch eingenommene Medikamente oder eine vorausgegangene Narkose?

- Ist der Datenschutz gewährleistet?

> Auch kleine Gesten können sehr hilfreich sein, wie ein griffbereites Glas Wasser oder Papiertaschentücher.

Wenn der betreffende Patient uns nicht bekannt ist, empfiehlt es sich, sich selbst mit Namen und Funktion vorzustellen und ebenso den Patienten nach seinem Namen und zur Absicherung der Identifikation ggf. auch nach seinem Geburtsdatum zu fragen.

Achten Sie dabei auf die eigene Körperhaltung und die Körperhaltung des Patienten.

Das Gespräch beginnt erst, wenn alle Teilnehmenden sitzen. Hierbei ist ausreichend Zeit einzuplanen und für Ungestörtheit zu sorgen. Schalten Sie, wenn immer es möglich ist, die elektronischen Kommunikationsmittel auf stumm und bringen Sie an der Tür einen entsprechenden Hinweis an, etwa „Bitte nicht stören".

Notizen zur Vorbereitungen und Rahmenbedingungen

Gesprächsführung

1.　Wer fragt, der führt

Solange Sie den Patienten befragen, führen Sie das Gespräch!

Sie erhalten damit nicht nur Informationen über den Patienten, sondern steuern wesentlich den Gesprächsverlauf.

Sie vermeiden die Situation, ständig liefern zu müssen und in eine Spirale des Lieferns zu geraten. Durch kluge Gegenfragen erfahren Sie, was sich hinter manchen Fragen der Patienten wirklich verbirgt.

2.　Ich-Botschaften

Stellen Sie sich vor, Sie hören einen Vortrag und der Vortragenden fragt Sie am Ende: "Haben Sie das verstanden?".

Stellen Sie sich jetzt vor, Sie hören einen Vortrag und der Vortragende fragt Sie am Ende: „Habe ich mich verständlich ausgedrückt oder sind noch Fragen offen?"

Welche Situation erleben Sie als eine Begegnung auf Augenhöhe? In welcher Situation würden Sie sich eher trauen, eine Frage zu stellen?

In allen Phasen des Gespräches ist es wichtig, dem Patienten Pausen zu geben. Diese Pausen sollten nur durch den Patienten unterbrochen werden!

Gesprächsbeginn – Klärung der Voraussetzungen

U m einen Eindruck über den Wissensstand des Patienten zu

gewinnen, können Sie mit ihm den Weg von den ersten Symptomen zu den durchgeführten Untersuchungen rekapitulieren.

Dabei können Sie auch erfragen, ob und welche Informationen der Patient im Rahmen der durchgeführten Untersuchungen bereits durch mitbehandelnde Kollegen erhalten hat.

Hier können auch die Kenntnisse und die Vorstellungen des Patienten von seiner Erkrankung erfasst werden.

Möglicherweise haben unseriöse Informationen aufgrund eigener Recherchen des Patienten zu Missverständnissen, Ängsten und Sorgen geführt.

Folgende Fragen können hier hilfreich sein:
- „Würden Sie mir bitte den bisherigen Verlauf Ihrer Erkrankung schildern?".
- „Was haben Sie bisher über Ihre Erkrankung, die Befunde etc. erfahren?".
- „Haben Sie Informationen über Ihre Erkrankung eingeholt und wenn ja welche/wo?"
- „Welche Gedanken haben Sie sich über Ihre Erkrankung gemacht?"
- „Sind Sie in Sorge?".
- …

Notizen zu Gesprächsführung und Gesprächsbeginn

Die Erlaubnis zum Überbringen der Nachricht

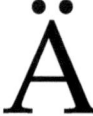**Ä**rzte sind es gewohnt, ungefragt Patienten über deren Befunde, deren Gesundheitszustand etc. zu informieren.

Bei Visiten in der Klinik geschieht es oft, dass eine Kohorte von Ärzten in ein Patientenzimmer stürmt und mehr über, als mit dem Patienten spricht. Mitpatienten werden zu Mithörern persönlicher Informationen.

Doch möchte der Patient in diesem Gespräch überhaupt informiert werden? Wie ausführlich sollten diese Informationen sein?

Ich erinnere mich noch sehr gut an eine Situation, in der ein Patient in meine Sprechstunde kam und eine Blutentnahme wünschte, um die Frage zu klären, ob er sich mit HIV infiziert habe.

Vor der Blutentnahme fragte ich ihn, warum er diesen Test durchführen lassen möchte und ich besprach mit ihm, welche Möglichkeiten es gibt, eine Infektion mit HIV und anderen sexuell übertragbaren Erkrankungen zu behandeln. Ich erklärte ihm, welche Bedeutung eine frühzeitige Diagnose respektive Therapie hat. Dies gehört aus meiner Sicht zum Standard eines Gespräches vor einer Blutentnahme bei dieser Fragestellung. Am Ende der Konsultation sprachen wir noch über die Risiken einer Infektion orientiert an den jeweiligen Sexualpraktiken und über Möglichkeiten der Prävention.

Nun kam das Ergebnis: Er war mit HI-Viren infiziert. Als er zur Besprechung des Ergebnisses vor mir saß, besprach ich zunächst im Rahmen des Abholens noch einmal, was ihn dazu veranlasst hatte, diesen Test durchführen zu lassen und fragte ihn dann, ob er das Ergebnis des Befundes erhalten möchte. Er sagte: „Nein, ich schaffe das heute nicht."

Schweigen. Er wiederholte seine Aussage, stand auf, um sich von mir zu verabschieden. Ich hielt während meiner Antwort die ganze Zeit seine Hand und sagte zu ihm: „Melden Sie sich bitte, wenn Sie das Ergebnis mit mir besprechen wollen, wir vereinbaren dann gerne einen Termin. Bedenken Sie bitte, was wir bei der letzten Konsultation besprochen haben."

Fast zehn Monate später kam der Patient in meine Sprechstunde. Er berichtete, dass er sich sicher gewesen sei, mit HIV infiziert zu sein. Wenige Tage nach unserer letzten Begegnung sei er in eine andere Großstadt gezogen und habe sich dort direkt bei einem Infektiologen vorgestellt, der nach erneuter Diagnostik sofort eine Therapie eingeleitet habe.

Er konnte nicht erklären, warum er damals so gehandelt habe, zumal wir ein sehr langes und intensives Arzt-Patienten-Verhältnis über Jahre gepflegt hatten. Da er wieder in die Nähe der Praxis gezogen war, wurde er wieder Patient bei mir und wir konnten an das gute Verhältnis problemfrei anknüpfen. Er hat mir seitdem mehrmals versichert, wie wertvoll er es erlebt habe, dass ich ihm damals das Ergebnis nicht ungefragt mitgeteilt und dass ich ihm vertraut habe.

Holen Sie sich die Erlaubnis ein, die Befunde mitzuteilen!

Überlegen Sie sich dabei im Vorfeld, welche Formulierung zu Ihnen passt:
- „Mir liegen jetzt alle Ergebnisse vor. Möchten Sie, dass ich sie Ihnen jetzt mitteile?"
- „Ist es für Sie in Ordnung, die Ergebnisse jetzt zu besprechen?"
- …

Notizen zur Erlaubnis zum Überbringen der Nachricht

Die Vorwarnung und das eigentliche Überbringen

Untersuchungen von Gesprächen haben gezeigt, dass sich Patienten eine Vorwarnung vor dem eigentlichen „Überbringen der Nachricht" wünschen.

> Überlegen Sie sich auch hier, welche Formulierung zu Ihnen passt:
> * „Leider habe ich eine schlechte Nachricht für Sie."
> * ...

Legen Sie nach dieser Vorwarnung eine kurze Pause ein. Sprechen Sie erst dann weiter, wenn der Patient Ihnen seine Aufmerksamkeit signalisiert oder das Gefühl vermittelt, dass das Gespräch fortgesetzt werden kann.

Die folgenden Informationen sollten in kleinen Portionen und in einer einfachen Sprache an den Wissenstand des Patienten anknüpfen. Achten Sie dabei unbedingt auf die Reaktion des Patienten.

> Es gibt für alle medizinischen Begriffe eine deutsche Übersetzung!

Drastische Formulierungen, wie beispielsweise: „... es handelt sich um eine lebensbedrohliche Situation ..." oder „... der Krebs hat sich in das Gewebe hineingefressen ..." müssen unbedingt vermieden werden.

Bedenken Sie, dass ein „positiver Befund" von Patienten fälschlicherweise als „guter Befund" interpretiert werden könnte. Ihre Wortwahl sollte unmissverständlich sein- beispielsweise: „Sie sind mit HIV infiziert..." oder: „Bei ihnen wurde Krebs festgestellt...".

Legen Sie nach dem Aussprechen der relevanten Botschaft unbedingt eine Pause ein! Sie sollte nur von den Patienten unterbrochen werden.

Hier können die erwähnten kleinen Gesten, wie das Anbieten eines Getränkes oder das Reichen eines Taschentuches, sehr hilfreich sein.

Fällt es Ihnen schwer, Pausen auszuhalten? Üben Sie es in Gesprächen des täglichen Lebens! Dies ist eine gute Vorbereitung für das Aushalten von Pausen in angespannten Situationen.

Wenn der Patient signalisiert, dass er das Gespräch fortsetzen möchte, bieten sich mehrere Möglichkeiten: Sie können nach seinen Gefühlen und Gedanken fragen oder ihm anbieten, unter Umständen etwas für ihn zu tun.

Geben Sie dem Patienten hierbei immer Raum für Pausen und Fragen!

Solche Gespräche verlaufen sehr unterschiedlich. Zeigen Sie für jede Reaktion, wie auch immer sie Ihnen erscheinen mag, Verständnis!

Notizen zur Vorwarnung und das eigentliche Überbringent

Der Gesprächsabschluss – Frage nach der Perspektive

Nach der Zusammenfassung des Gesprächs bietet es sich an,

den Patienten über das weitere Vorgehen entscheiden zu lassen und ihm immer die Möglichkeit zu einem Zweitgespräch zu eröffnen.

* „Möchten Sie vertiefende Informationen zur weiteren Diagnostik und Therapie sofort erhalten?"
* „Möchten Sie ein weiteres Gespräch zu einem anderen Zeitpunkt führen, beispielsweise in den nächsten Tagen am Ende der Sprechstunde, am Ende des Dienstes mit einem größeren Zeitfenster? Wir können dann Fragen, die mittlerweile aufgetreten sind, gerne in Begleitung einer weiteren Person, besprechen."
* „Wollen sie eine Zweitmeinung einholen oder sich anderweitig beraten lassen und danach erneut mit mir sprechen?"

Der Patient entscheidet, wie es weitergeht. Sie bieten ihm dabei Ihre volle Unterstützung an.

Das weitere Vorgehen lässt sich in der Metapher des Weges veranschaulichen, der vor dem Patienten liegt. Diesen Weg können Sie gemeinsam gehen. Er kann auch Gabelungen enthalten, an denen Entscheidungen getroffen werden müssen. Hier ist der Arzt als verständnisvoller Beratender gefordert!

Paracelsus wird der folgende Satz zugesprochen: „Der Patient ist sein eigener Arzt, der Arzt darf nur sein Helfer sein".

Notizen zur Vorwarnung und das eigentliche Überbringent

Die Frage: Wie lange habe ich noch?

Dieser Frage werden Sie nicht ausweichen können. Jedoch werden Sie erstens in der Regel die Antwort nicht wissen, zweitens wollen Sie keine unkorrekten Angaben treffen und sollten Sie drittens keine falschen Hoffnungen wecken.

Die ehrliche Antwort „Ich weiß es nicht" würde dem Patienten nicht gerecht werden.

Die passende Antwort gibt es hier nicht. Die Erfahrungen zeigen, dass hinter dieser Frage oft der Wunsch des Patienten steht, einen zeitlichen Rahmen zu erhalten. Oft möchte der Patient noch ein bestimmtes Ereignis miterleben, wie einen Hochzeitstag, einen runden Geburtstag oder den Berufsabschluss eines Kindes/Enkelkindes.

Hilfreich ist es in diesen Situationen, den Patienten konkret zu fragen: „Warum fragen Sie mich das?" oder die Frage des Patienten zu wiederholen: „Sie fragen mich, wie lange Sie noch zu leben haben?".

Die folgende Pause motiviert den Patienten, eine nähere Erklärung zu geben. Oft nennt der Patient eines der oben beschriebenen Erlebensziele. Dies erleichtert die Antwort.

Fürsorge

Zeigen Sie am Ende des Gespräches Fürsorge! Sie können sich erkundigen, ob Sie in diesem Moment noch etwas für den Patienten tun können, wie er nach Hause kommt oder ob er eine Begleitung für den Nachhauseweg wünscht.

Sichern Sie ihm zu, dass Sie im Folgegespräch ausreichend Zeit haben werden, um alle seine Fragen in Ruhe zu besprechen. Planen Sie für diese Fragen unbedingt ausreichende Zeit ein.

Zeigen Sie dem Patienten, dass Sie für ihn da sind!

Die Dokumentation

N ach dem Gespräch sollte sowohl im ambulanten als auch im stationären Bereich das Besprochene dokumentiert werden.

Hierzu gehören die Informationen, die der Patient zu seiner Erkrankung und ggf. zu weiteren diagnostischen respektive therapeutischen Maßnahmen erhalten hat.

Diese Aufzeichnungen sind Grundlage für das Folgegespräch.

Im Klinikalltag, in dem Stations- oder Abteilungswechsel stattfinden, sichert diese Dokumentation, dass die Kollegen, die die Betreuung des Patienten nachfolgend übernehmen, den Kenntnisstand des Patienten erfahren.

Fazit

Diese Fibel versucht, einen kleinen Leitfaden für das „Überbringen einer schlechten Nachricht" – orientiert am SPIKES-Protokoll – zu geben.

Sie versteht sich als Anregung, eine eigene Struktur und eigene Formulierungen zu entwickeln und als einen kleinen Beitrag, zum guten Gelingen solch herausfordernder Gespräche.

Weiterführende Literatur

- Baile, W. F.; Buckman, R.; Lenzi, R.; Glober, G.; Beale, E. A.; Kudelka, A. P. (2000): SPIKES-A six-step protocol for delivering bad news: application to the patient with cancer. In: Oncologist 5 (4), S. 302–311. Online verfügbar unter http://theoncologist.alphamedpress.org/content/5/4/302.full.pdf.

- Bucka-Lassen, Edlof (2005). Das schwere Gespräch. Einschneidende Diagnosen menschlich vermitteln. Köln: Deutscher Ärzte-Verlag.

- Langkafel, Peter (2008): Breaking Bad News. Das Überbringen schlechter Nachrichten in der Medizin. Heidelberg: Economica (Gesundheitswesen in der Praxis).

- Schweickhardt, Axel; Fritzsche, Kurt; Geiggers, Werner (2007): Kursbuch ärztliche Kommunikation. Grundlagen und Fallbeispiele aus Klinik und Praxis; 15 Tabellen. Köln: Deutscher Ärzte-Verlag.

Dank

Auf vielfältige Weise wurde ich beim Schreiben dieser kleinen Fibel unterstützt.

In alphabetischer Reihenfolge danke ich Katrin Fitzler, Ruth Frings, Sophie Frings, Andrea Hensgen, Christian Georg Hirschbiel, Hanne Kulessa, Harald Michel, Lia Pauscher, Maximilian Philipp, Monika Sennekamp, Anjuli Sikand, Ann-Catrin Werner und Anna Wunder für Ergänzungen, Kürzungen, Korrekturlesen und Motivation ganz herzlich!